Hayere

Réflexions sérieuses

Sur la falsification des Farines de Lin et de Moutarde,

précédées

D'un PRIX-COURANT des Médicaments les plus usités dans la Médecine ordinaire et dans la Méthode Raspail;

suivies

Du moyen rationnel de préparer les Bains de pieds et les Synapismes;

Du meilleur procédé pour appliquer les Sangsues naturelles;

De l'avantage de l'emploi des Sangsues mécaniques;

PAR

J∴ T∴ HAYERE∴,

MÉDECIN, PHARMACIEN, CHIMISTE,

De la Faculté de Médecine et de l'Ecole de Pharmacie de Paris; ex-Elève en Médecine et en Pharmacie des hôpitaux et hospices civils, etc.

————————

Cette Brochure se délivre gratuitement, chez l'auteur,

Rue du Faubourg-du-Temple, N. 132,

A PARIS.

VENTE DE MÉDICAMENTS

Aux prix de la rue des Lombards ; mais beaucoup mieux préparés.

AU MORTIER D'ARGENT,

Rue du Faubourg-du-Temple, N. 132,

Au coin du Chemin de ronde, à côté de la Barrière de Belleville,

A PARIS.

Pharmacie, Droguerie, Herboristerie
et Produits Chimiques

DE

J.·. T.·. HAYÈRE,

MÉDECIN, PHARMACIEN, CHIMISTE,

De la Faculté de Médecine et de l'École de pharmacie de Paris ; ex-Élève en Médecine et en Pharmacie des hôpitaux et hospices civils ; Professeur particulier de Matière médicale ; ex-Préparateur aux examens du Doctorat en Médecine ; Auteur de plusieurs Procédés et Préparations pharmaceutiques ; Inventeur du Gastrophile, liqueur de sante et d'agrément.

« Qui peut le plus, peut le moins. »

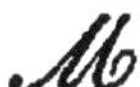

J'ai l'honneur de vous informer que j'ai créé, à l'adresse ci-dessus, une maison où se trouvent réunies : *Pharmacie, Droguerie, Herboristerie,* ainsi que tous les médicaments auto-

1

risés, en réputation et annoncés dans les journaux, aux mêmes prix que chez les inventeurs.

Quinze années d'études de toutes les branches de l'art médical, tant dans de bonnes officines, que dans les hôpitaux civils de Paris,
me mettent à même d'exercer, avec conscience,
aptitude et la plus grande discrétion, une profession qu'on peut considérer, sans contredit,
comme la plus délicate de toutes ; puisqu'elle
est dépositaire, à la fois, des plus grands
secrets et de la vie de la société.

Ce genre d'établissement, qui se recommande déjà sous plusieurs rapports : 1° par la multiplicité de médicaments qu'il renferme, *même
les moins usités en médecine ;* 2° par l'excellente
qualité des produits, jointe à la plus grande
modicité des prix ; cet établissement, dis-je, est
apprécié de beaucoup de personnes, et notamment de *la classe peu aisée, malheureusement trop
nombreuse en ce moment,* dans un quartier éloigné du centre de la capitale, où l'on peut cependant avoir, la nuit comme le jour, tous les
médicaments que les médecins sont susceptibles de prescrire à leurs malades.

Le public sentira l'immense avantage qu'il
y a, de pouvoir trouver au besoin, dans une
seule maison, toutes les substances médicamenteuses et les divers articles accessoires,
qu'on ne se procurerait que difficilement, dans
plusieurs Pharmacies et Herboristeries des
plus grands quartiers de Paris, et toujours en
perdant un temps précieux au préjudice de la

santé, et souvent de l'existence du malade.

La fourniture de plusieurs sociétés mutuelles d'ouvriers, favorisant l'emploi journalier des matières premières, pour les préparations officinales et magistrales, il en résulte que le renouvellement fréquent de tous les médicaments, donne la garantie de leur fraîcheur, et par conséquent de leur efficacité.

Il n'y a qu'une qualité de médicaments, pour tous les clients, quels qu'ils soient; c'est-à-dire qu'ils sont de premier choix, et ne craignent ni la concurrence, ni le contrôle *judicieux et impartial* des personnes compétentes, pourvu, toutefois, que ces mêmes personnes soient consciencieuses, délicates et surtout *sans jalousie.*

Ayant égard, plus que jamais, à la position des personnes de la *classe nécessiteuse* (1), qui, dans un moment de crise générale, méritent, plus qu'en aucun autre temps, que tous les gens bien intentionnés leur viennent en aide, chacun dans la proportion de ses moyens; la vente se faisant toujours au comptant; d'ailleurs, ne me trouvant *ni lié, ni engagé,* par *des rapports d'intérêts, avec aucun médecin;* ces trois grandes raisons réunies, me donnent la facilité d'exécuter toutes les *prescriptions médicales aux prix les plus modérés possibles,* tout en ne négligeant rien dans leur préparation, et en y apportant toujours la plus scrupuleuse attention.

Ces diverses considérations m'ont valu déjà,

____

(1) On peut s'en convaincre en jetant un coup-d'œil sur le Prix courant ci-joint.

l'approbation de plusieurs médecins, *qui ont égard à la position de fortune des malades;* et la confiance de nombreux clients, bons juges et appréciateurs, au nombre desquels je serai désireux et honoré de vous compter.

Dans cette espérance, veuillez agréer, M l'expression de mes sentiments distingués.

Paris, septembre 1848.

NOTE ACCIDENTELLE.

Au moment de livrer mon manuscrit à l'impression, j'apprends par une lettre, qu'un sentiment de charité m'empêche, jusqu'à présent, de publier, que des individus auxquels j'ai toujours porté ombrage, ont cherché, non seulement, à détruire ma réputation par des moyens indignes d'hommes qui se respectent; mais encore ont fait et font aujourd'hui, ce qu'ils peuvent pour me faire partir du quartier, en exploitant la faiblesse et la grande crédulité de mon propriétaire, pour lui faire oublier des promesses dans lesquelles j'eus la mauvaise inspiration d'avoir *la confiance la plus aveugle,* et *d'apporter une bonne foi sans exemple,* lorsqu'il y a bientôt cinq ans, ce propriétaire m'engagea à fonder ma Pharmacie dans sa maison. Le temps nous dira si mes ennemis ont réussi dans leur honorable entreprise; mais en attendant, les révélations qui viennent de m'être faites, m'obligent de prévenir mes clients de ne pas être étonnés, lorsque mon Prix courant sera publié, si de nouvelles tentatives suscitées par l'amour-propre, l'intérêt et la jalousie, avaient lieu ; tentatives qui auraient pour but de les détourner de chez moi, à leur préjudice comme au mien.

Ces individus, blessés dans leurs intérêts, ne diront pas au public que depuis longtemps ils se plaignent, *en famille*, que je gâte la profession et le public, en préparant trop bien et en vendant trop bon marché.

Certains médecins (1) n'oseront pas dire, qu'ils trouvent mauvais que, médecin moi-même, je donne des conseils à des indigents, auxquels la position ne permet pas de faire la dépense d'une visite, ni même de perdre souvent une demi-journée pour aller attendre et recevoir une consultation très courte d'un hospice.

L'amour-propre de ces hommes se trouve blessé, lorsque les dimanches et les jours de fête, on ne peut les trouver chez eux ; les autorités sont obligées d'avoir recours à mon ministère pour secourir les blessés ; circonstances dans lesquelles j'ai, jusqu'à présent, donné mon temps et mes médicaments, sans avoir reçu de rétribution.

Ces mêmes hommes ont l'injustice de me blâmer, parce que je donne des avis à des per-

---

(1) Je ne comprends pas dans cet article, les médecins qui, animés de sentiments honorables et bienveillants, sont probes, consciencieux et incapables de la plus légère indélicatesse ; j'ai toujours eu pour eux la plus profonde estime.

sonnes légèrement indisposées, ce que font, d'ailleurs forcément, tous les Pharmaciens, sans en avoir l'aptitude, et ce que font aussi tous les gens dn monde qui n'ont aucune notion de l'art de guérir.

Des Pharmaciens, jaloux et ridicules, se garderont bien de dire qu'ils cherchent à me déprécier, par la raison que je possède le diplôme de Médecin que j'ai eu la modestie de laisser ignorer autant qu'il a dépendu de moi ; ils s'imaginent que j'en tire un très grand bénéfice, ils sont dans l'erreur et se tourmentent bien mal à propos ; car, sous le rapport lucratif, je puis affirmer que je préfère fournir la prescription la plus insignifiante et la moins dispendieuse, que de donner mon avis à dix personnes ; lorsque je suis obligé de donner un conseil médical, je cherche constamment à prouver au client que je ne le lui fait pas payer ; il en a la preuve évidente lorsqu'il emporte un médicament pour lequel il n'a souvent déboursé que 5 ou 10 centimes ; et quand des médicaments me paraissent contraires, ou au moins inutiles, ma conscience me porte à conseiller, tout simplement, quelques moyens hygiéniques ou une modification dans le régime alimentaire, ma conviction étant que *cesser de faire ce qui nuit au mal, c'est faire ce qu'il faut pour le guérir;* cette maxime, il est vrai, me rapporte peu comme médecin et pharmacien, mais j'ai la satisfaction de suivre l'impulsion de mes sentiments.

Il n'est pas rare, non plus, de voir venir chez moi des pauvres gens porteurs de bons pour obtenir les médicaments du bureau de bienfaisance, préférer les acheter, convaincus qu'ils sont que près de moi, il leur sera fait la plus grande concession possible, et qu'il n'y aurait aucun avantage, pour eux, d'aller perdre du temps à des démarches qu'un réglement vicieux d'administration (*qui réclame depuis longtemps une grande réforme, dans l'intérêt des malheureux*), les oblige à faire, pour recevoir, presque toujours trop tard, des substances médicamenteuses, dont la nature et la préparation laissent à désirer sous plus d'un rapport.

Voilà des choses bien assez graves pour mériter la haine et la jalousie de mes calomniateurs.

L'occasion se présente de parler d'une circoustance qui n'étonnera pas le lecteur ayant connaissance de ce qui précède. On saura donc qu'à l'issue des déplorables affaires de Juin, de charitables confrères essayèrent, par des moyens directs, à me faire inquiéter au sujet de certificats, consciencieusement faits, que j'eus l'obligeance de faire à quelques personnes. Pour connaître mes antécédents, on dut faire des recherches au bureau des renseignements; on feuilleta en vain tous les dossiers... Pour trouver mon nom, ce n'était pas dans les dossiers de la police qu'il fallait le chercher, c'était dans la société des honnêtes gens !

Tant de méchanceté de la part de mes antagonistes, loin de me décourager pour suivre le système que j'ai adopté, m'enhardit, au contraire, à le modifier encore à l'avantage de mes clients et de toutes les personnes sans préjugés ridicules, et assez bien inspirées pour en profiter. D'ailleurs, la stagnation du commerce, le défaut d'ouvrage, qui en résulte pour les travailleurs, m'engagent, plus que jamais, à faire subir la plus grande diminution possible à mes médicaments ; espérant d'abord, que beaucoup d'ouvriers pourront assez facilement se passer des faibles secours des bureaux de bienfaisance ; ensuite, que les commerçants, les employés et les personnes qui, par suite d'ordre, de privations, se sont créé une médiocre aisance, trouveront à se procurer une économie de 40 à 50 pour cent sur les prix ordinaires de la Pharmacie.

En fondant mon établissement, je me suis attaché, surtout, à ce que toute nouvelle concurrence ne pût s'élever avec des prix sensiblement inférieurs aux miens, sans que ces concurrents fussent obligés de faire le sacrifice de leur avoir, ou que le public fût trompé.

Bien des personnes sont dans l'erreur en croyant, que pour faire du bien il faut avoir beaucoup de fortune ; l'homme vraiment humain et consciencieux qui occupe une certaine position, soit qu'il ait une profession libérale, scientifique ou commerciale, s'il est charitable, il peut faire autant, quelquefois plus de bien qu'un homme beaucoup plus riche que lui.

L'homme qui possède une très grande fortune n'est jamais en contact avec les vrais nécessiteux; ne fait presque jamais de bien en proportion de sa richesse, et de plus, il ne le fait jamais par lui-même; de manière que ses bienfaits se trouvent bientôt éparpillés dans un cercle étroit, où les flatteurs, les égoïstes et les gens de mauvaise foi, tiennent souvent la place des personnes nécessiteuses, franches et nobles de sentiments.

L'homme scientifique, charitable et humain, dispose d'une partie de son temps au profit de tous ses semblables; ce qui ne l'empêche pas d'être utile de différentes manières.

Le commerçant charitable, humain et consciencieux, est l'homme dont la bienfaisance s'étend sur le plus grand nombre de personnes; rien du reste, n'est plus facile à prouver : supposons un instant, qu'un chef d'établissement bien intentionné, pousse le désintéressement au point de vendre ses marchandises à 40 pour cent au-dessous du cours ordinaire, et que sa vente ne lui produise qu'une recette annuelle de 12,000 fr., c'est donc 4,800 fr. de bénéfice de moins pour lui, et qu'il a abandonnés volontairement au profit de tous ceux qui ont eu assez de jugement pour en profiter; car en vendant au cours ordinaire, sa recette eût été de 16,800 fr. Maintenant, si l'on ajoute à ce don de 4,800 fr., les quêtes annuelles des bureaux de charité, les demandes incessantes de secours de toutes natures, enfin les aumônes quotidiennes, tous bienfaits auxquels l'homme établi ne peut se dispenser de souscrire, on s'apercevra que c'est le commerçant consciencieux et charitable qui fait relativement le plus de bien, et avec le plus d'impartialité.

Beaucoup de personnes, manquant de connaissances suffisantes pour établir de justes comparaisons, ont encore le préjugé de croire que c'est seulement dans les maisons ou tout se vend très cher, qu'on peut trouver les marchandises de première qualité; rien n'est plus ridicule que cette idée. Ces personnes devraient penser que tous les hommes n'ont pas les mêmes qualités, ni les mêmes défauts; il y en a de plus ou moins laborieux, de plus ou moins intéressés, de plus ou moins consciencieux.

Personne ne contestera que le boulanger qui n'introduit pas dans sa pâte ni fécule de pommes de terre, ni farine de haricots, ni farine de féverolles.

Le boucher qui ne vend jamais de chèvre pour du mouton, et ne tient jamais de viande de deuxième qualité.

L'épicier qui ne met pas de chicorée dans son café; ne moud pas ses résidus de vermicelle avec son poivre; n'achète pas du sucre d'Orléans ou de betterave, ni de vinaigres faits avec les acides minéraux; n'achète que du sel de première qualité ou sans mélange; n'additionne pas de sel gris et d'eau, son sel de potasse: n'ajoute pas d'eau ni de grès dans son sel; ne met pas d'huile blanche dans l'huile d'olives, etc., etc. Personne ne contestera, dis-je, que ces marchands ne soient plus laborieux, plus conscientieux et moins cupides que ceux des mêmes professions, qui se rendent coupables ou complices de ces diverses fraudes, bien qu'ils vendent le même prix, et quelquefois plus cher que les premiers, et gagnent déjà plus dans leurs acquisitions.

Quant aux personnes qui ne s'arrêtent qu'aux choses superficielles, et qui diront en voyant mon Prix courant, que toute publicité n'est que le résultat d'un intérêt personnel, je leur répondrai, par avance, que tout le monde sera d'accord pour admettre que l'homme sobre, laborieux, qui, tout en cherchant, par des moyens honorables, ses intérêts et ceux de sa famille, abandonne une partie de ses bénéfices au profit de beaucoup d'autres familles, remplit non seulement son devoir de chef de maison, mais qu'il donne encore des preuves incontestables de philanthropie.

Chacun admettra également, que celui qui n'emploie des moyens qui ne portent profit qu'à lui seul, est un égoïste.

Je laisse au lecteur le soin de qualifier les hommes qui, sans pudeur, ne craignent pas de soutirer avidement leurs intérêts, en abusant de la crédulité et de la bonne foi des malheureux, et en spéculant sur l'ignorance des insensés qu'ils exploitent.

Je ne terminerai pas cette espèce de préface, sans remercier sincèrement la personne bien-

veillante qui, par sa lettre, m'a fourni l'occasion d'écrire cet article, que ma brochure ne
devait pas contenir; qu'elle reçoive donc le
témoignage de ma plus vive gratitude.

AVIS aux personnes économes.

Les personnes qui, pour faire des économies, sont
dans l'habitude d'aller chercher leurs médicaments
dans les maisons de Droguerie du centre de Paris,
pourront voir, *avec intérêt,* qu'un grand nombre de
produits désignés ci-après, bien que consciencieusement préparés et de première qualité, sont néan-
moins vendus au-dessous des Prix courants de la
rue des Lombards.

PRIX COURANT

Des principaux articles de Pharmacie, Droguerie,
Herboristerie, Produits chimiques. etc., les plus usités

	F.	C.
Sirop de Gomme arabique, 1¡² b¹¹ᵉ, verre compris	1	»
Sirop de Guimauve, id. id.	1	»
Sirop de Capillaire (véritable). id. id.	1	25
Sirop Antiscorbutique, id. id.	1	25
Sirop de Coings, id. id.	1	25
Sirop de Cerises, id. id.	1	25
Sirop de Groseilles framboisé, id. id.	1	25
Sirop de Limons, id. id.	1	25
Sirop d'Oranges, id id.	1	25
Sirop de Quinquina, id. id.	1	50
Sirop de Salsepareille, id. id.	2	25
Sirop de Cuisinier (véritable du Codex) . . . . . id. id.	2	25

Tous les autres Sirops sont vendus à des prix analogues, et ne
contiennent pas un atôme de Sirop de Fécule, de Mélasse,
ni de matières colorantes étrangères à leur composition.

	F.	C.
Eau de Sedlitz gazeuse à 32 gr., verre compris.	»	75
id. id. à 45 id. id.	1	»
Limonade purgative au Citrate de Magnésie, sans amertume, aromatisée à l'orange ou au citron	1	50
Eau de Fleurs d'oranger triple, le litre . .	3	»
Eau de Fleurs d'oranger double, id. . .	2	»
Eau de Roses, id. . .	2	»
Eau de Menthe poivrée, id. . .	2	»
Eau de Botot, id. . .	4	»
Eau-de-Vie de Lavande ambrée. les 30 gram.	»	20
Eau de Cologne inimitable. le litre. . . .	5	»

NOTA. Les personnes qui désireraient de l'Eau de Cologne à un prix plus doux, je puis leur en faire à 2, 3 et 4 fr. le litre.

	F.	C.
Esprit-de-Vin Montpellier, rectifié, pour liqueur ou parfums.	2	»
Elixir de Longue-vie d'après la formule suédoise. le litre.	4	»
Elixir de Garus . . . . la 1|2 bout.	2	»
Essence concentrée de Salsepareille, du Codex	3	50

		F.	C.
Pâte de Guimauve.			
Pâte de Jujubes.			
Pâte de Lichen.	les 500 grammes .	2	»
Pâte de Réglisse.	les 3 grammes. .	»	15
Pâte de Gomme candi.			

	F.	C.
Sucre candi blanc d'alun, les 500 grammes.	1	60
Sucre id. ordinaire, id. . . .	1	50
Sucre id. roux, id. . . .	1	20
Pois d'Iris de 1re qualité, du n° 1 au n° 9 .	»	50
Pois d'Orange, id. id. . . .	»	50
Papier à vésicatoire, de 60 c., 75 c., à . .	1	»
Papier à cautère, la boîte	»	50
Cérat blanc (toujours récent), les 30 gram.	»	15
Cold cream . . . . id.	»	25

	F.	C.
Blanc de baleine . . . . . les 30 gram.	»	25
Cire vierge, très pure. . . . . . id.	»	25
Cire jaune. id.. . . . . . . id.	»	20
Camphre bien blanc, 1re qualité, les 500 gr.	3	»
les 30 gr.	»	25
Gélatine pour bains . . . . les 500 gr.	1	20
Gélatine pour la cuisine . . . les 30 gr.	»	20
Paquets de Poudre gazeuse pour faire l'eau de seltz, les 2 paquets	»	5
Assortiment de Serre-bras, de 75 c. à . .	1	50
Sondes et Bougies en gomme élastique, de 60 c. à	1	»
Canules en caoutchouc à injection, etc. de 20 c. à	»	75
Seringues en verre, en étain, etc., de 20 c. à	2	»
Biberons de tous les modèles, dep. 60 c. jusq.	6	50
Bouts-de-seins et Tettines de rechange, 50 c. et	1	»
Bouchons de Biberons sans la carafe, de 75 c. à	1	25
Carafes de Biberons sans le bouchon, de 50 c. à	1	25
Poudre de Lycopode contre les gerçures des enfants.		
Flacons assortis pour sels et pour odeurs, ordinaires et décorés, depuis.	1	»
Sirop contre les vers des enfants, les 30 gr.	»	30
Biscuits id. id. la pièce.	»	40
Pastilles id. id. id.	»	5
Sirop contre la coqueluche, les 30 grammes.	»	30
Sirop pectoral calmant, id. . .	»	30
Onguent canet véritable, les 10 grammes. .	»	20
Pommade aux concombres toujours récente, les 30 grammes	»	20
Huile de Ricin très fraîche, les 30 grammes.	»	25
Manne en sorte, id.. . . .	»	20
Manne petites larmes, id.. . . .	»	30
Manne en larmes purifiée, id.. . . .	»	50
Chlorure désinfectant, la bouteille	1	»
les 30 grammes.	»	10

15

r.   c.

Colle de Poisson préparée pour clarifier les
vins b'ancs (toujours fraîche), le litre .   .   » 40
Farine de Lin très pure, les 500 grammes.   » 40
Farine de Moutarde (extrèmement forte), id.   » 80
Nota. 125 grammes suffisent pour faire un fort bain de pieds.
Pastilles de Vichy ou de Darcel, les 30 gram.   » 20
Pastilles d'Ipécacuanha,   id. .   .   » 20
Pastilles de Menthe cristalisées,   id. .   .   » 20
Pastilles de Menthe anglaises.   id. .   ,   » 25
Pépins de Coings sans mélange, les 4 grammes   » 10
Psyllium (graine de puce), les 30 grammes.   » 10
Mousse perlée (Fucus crispus),   id. .   .   » 20
Iodure de potassium pur, le gramme .   .   .   » 15
les 10 grammes.   1 25
Patchouly mondé, les 4 grammes .   .   .   .   » 10
Indigo première qualité. les 4 grammes .   .   » 10
Vanille premier choix. le gramme .   .   .   .   » 30
Thé vert première qualité, les 30 grammes   .   » 50
Thé noir   id.   id. .   .   .   » 50
Tapioka de l'Inde, les 500 grammes   .   .   .   1 20
Sagou des Iles,   id. 1 20
Salep d'Orient pur, en poudre, les 30 gram.   » 40
Vin antiscorbutique, la demi-bouteille.   .   .   » 90
Vin de Quinquina,   id. 1 50
Safran sans mélange, le gramme   .   .   .   .   » 20
Salsepareille coupée, sans mélange, les 500 gr.   3 »
Sulfure de potassium pour bains.   id .   .   1 »
Sangsues assorties première qualité, au cours
de la halle.   .   .   .   .   de 20 à   » 3)
Graine de Moutarde blanche triée à la main,
les 50 grammes .   .   .   .   » 80
Tisane purgative du curé de Deuil, la dose
entière.   .   .   .   .   » 60
Colliers anodyns, pour la dentition des en-
fants, en pivoine, en ivoire, en ambre, en

	F.	C.
os, dits dents de loups, depuis 30 c. jusqu'à	2	»
Hochets ronds en ivoire, de 30 c. à . . .	1	»
Suspensoirs assortis, depuis 50 c. jusqu'à. .	2	50
Poudre de Cubèbes (toujours récente), les 100 g	1	»
Baume de Copahu, les 100 grammes.. . .	1	25
Papier chimique, le rouleau	»	60
Sparadrap (très aglutinatif), le rouleau. . .	»	75
Canules en gomme, la pièce.	»	25
Canules id. à injection, id.	»	50
Canules en buis, id.	»	10
Pains azimes ou à chanter, la douzaine . .	»	15
Baume opodeldoch, le flacon.	1	20
id. le 1|2 flacon	»	60
Pilules écossaises, la boîte de 24	1	»
Fruits pectoraux assortis, les 500 grammes.	1	20
Eau de Mélisse des Carmes, le flacon . . .	1	»
Eau de Mélisse ordinaire, id.	»	50
Gomme arabique ordinaire, les 30 grammes.	»	10
id. id. n° 2, id. . . .	»	15
id. id n° 1, id. . . .	»	20

Essences pour faire, soi-même, l'Eau de Cologne.
Substances pour faire l'Eau de Botot.
Substances pour faire le Cold-cream.
Pépins de coings et Psyllium pour la bandoline.
Huiles d'amandes douces et de noisettes p^r pommade.

Vu l'état de souffrance des affaires commerciales, qui n'a pas manqué d'atteindre la presque totalité de la population, voici la liste des principales préparations qu'on peut se procurer à ma Pharmacie, au détail, et pour la somme la plus minime.

Eau de Cologne.
Eau de Botot.
Cold-cream.
Poudre dentifrice rose, au charbon, au quinquina

Opiat dentifrice.
Essence de Salsepareille du Codex.
Vin de Quinquina.
Sirop pectoral sédatif.
Pommade contre la calvitie, de Dupuytren.
Pommade contre les engelures.
Pilules purgatives.
Poudre purgative.
Opiat astringent (anti-bleunorrhagique).
Capsules au copahu pur.
Capsules au copahu, cubèbes et ratanhia.
Dragées au copahu et cubèbes.

LISTE
Des Produits spéciaux de ma Pharmacie.

GASTROPHILE, liqueur de santé et d'agrément hygiénique, tonique et digestive, d'une saveur très agréable.

Cette liqueur, pour laquelle je devais faire de la publicité, l'année dernière, si les bouteilles avaient été faites assez tôt, n'en a pas reçu depuis, à cause des évènements de février.

SIROP PECTORAL SÉDATIF contre la toux, les rhumes, les catarrhes, et les irritations de poitrine ; s'employant dans les mêmes circonstances, et de la même manière que les Sirops pectoraux de Lamouroux, Briant, Debarambure, etc. Ce Sirop ne contient pas d'opium, et a de plus l'avantage d'être moins dispendieux que les Sirops mentionnés ci-dessus.

La demi-bouteille. 1 75
La bouteille 3 50

Nota. Si le temps était moins malheureux, ce Sirop se vendrait comme ceux qu'on annonce dans les journaux, c'est-à-dire en bouteilles et en demi bouteilles seulement ; mais voulant en faciliter l'usage aux personnes qui ne sont pas en position de faire cette faible dé-

F.   C.

pense, elles s'en procureront, au besoin, depuis le poids
minime de 15 grammes,

à raison de. . . . . . » 15

LIQUEUR IATROLODONTE, propre à calmer les
douleurs de dents et de gencives, le flacon. » 50

Eau contre les engelures, le flacon. . . . » 50

Pommade contre les engelures ulcérées, le pot » 50

Pommade contre les crevasses, id. » 50

Pilules canicures contre la maladie des chiens,
d'après la formule de l'Ecole d'Alfort, la pièce » 10

Pommade fine à la rose, aux fleurs, les 30 gr. » 40
On n'en delivre pas moins de 15 grammes.

MÉDICAMENTS
Employés dans le traitement par la méthode Raspail.

Campre entier, 1re q^{té}, les 500 gr. 3 f., les 30 gr. » 25

Camphre en poudre (par la râpe), les 30 gram. » 30

Eau sédative, le litre. . . . . » 60

Liqu de pour faire soi-même l'eau sédative,
pour le litre . . . . » 30

Alcool saturé de camphre, les 30 grammes . » 25

Aloès pur entier, id. . . . » 20

Aloès en grumeaux, id. . . . » 50

Pommade camphrée, id. . . . » 25

Iodure de potassium très pur, le gramme . » 15

Garance en poudre, id. . . » 5

Chicorée en poudre blanche, les 15 grammes » 10

Huile camphrée, les 30 grammes . . . . » 25

Vinaigre camphré. id. . . . . . . » 15

Cigarettes en plumes, en os, en ivoire, etc.,
depuis 5 c. jusqu'à 1 fr. la pièce.

Médecine des familles, par Raspail. . . . » 60

PATE NÉCROZOPHORE
Pour la destruction des animaux nuisibles.

Les clients sont prévenus que lorsqu'ils auront besoin de cette pâte, ils devront se faire donner un certificat par le commissaire ou le maire de leur localité, qui constate leur identité, et les autorise à se faire délivrer de cette préparation.

LISTE et PRIX des principaux Médicaments spéciaux, annoncés dans les journaux, qu'on peut se procurer à ma Pharmacie, aux mêmes prix que chez les inventeurs.

	F.	C.
Biscuits du d^r Olivier, le flacon de 52. . .	10	»
Bonbons de Malthe, contre le mal de mer. .	3	»
Bonbons mauritains	1	50
Bonbons euphoniques, pour la voix. . . .	2	»
Bonbons rafraîchissants de Duvigneau, 5 f. et	3	»
Capsules au copahu, au cubèbes, au ratanhia, a la magnésie, de Mothes, Raquin, Houitte, Fortin, etc., etc., de 2 f. à	4	»
Clorure désinfectant de Labarraque, la bout.		
Cigarettes de Belladone, Digitale, Jusquiame, Stramonium, de 10 c. à	»	15
Chocolats médicamenteux au fer, etc. . .		
Compresses d'Albespeyres, Leperdriel, etc. .	1	»
Créosote Billard.	2	»
Dragées de Fortin de toutes sortes, de 2 f. à	4	»
Dragées de Gélis et Conté (au lactate de fer).	2	4
Elixir anti-glaireux de Guillé et Paul Gage .	3	50
Essence concentrée de Salsepereille, de 4 f. à	5	»
Grains de santé du d^r Franc, 1 f. 50 c. et .	3	»
Grains ou Pilules de Clérambourg. . . .	»	60
Kaïffa d'Orient	4	»
Mixture brésilienne de Lepère (Victor) . .	6	»
Odontine Pelletier	3	»
Pains ferrugineux, les 100.	15	»
Pains à l'iodure de potassium, les 50 . . .	7	50

	F.	C.
Papier chimique de Fayard et Blain . . .	1	»
Papier épispastique, de 60 c. à	1	»
Paraguay-Roux, de 2 f. à	5	»
Pastilles de Vichy (des Pyramides), de 1 f. à	2	»
Pâte de Mou de veau, de 1 f. 20 c. à . . .	2	»
Pâte de Nafé d'Arabie, de 75 c. à	1	50
Pâte de Régnault, de 1 f. 50 c. à.	3	»
Pilules écossaises d'Anderson, de 1 f. 50 c. à	2	»
Pilules du dr Franck, de 1 f. 50 c. à . . .	3	»
Poudre d'Ailhaud, les 10 prises, 12 f 50; la prise	1	25
Pondre ferrugineuse gazeuse, de Quesneville.	2	»
Poudre d'Iroë, les 12 prises	15	»
Poudre de Sency-Bazière (contre le goître et les scrofules)	5	»
Poudre de Vatrin, pour les chiens. . . .	1	»
Purgatif Leroy, nos 1, 2, 3, 4.	6	»
Rob de Boireau l'affecteur, 15 f. et . . .	7	50
Sel de Guindre, le paquet	»	75
Sirop anti-gouteux de Boubée.	12	»
Sirop anti-gouteux de Boubel.	6	»
Sirop anti-phlogistique de Briant, 2 f. 25 et	4	50
Sirop de Lamouroux	2	25
Sirop balsamique de Vauquelin	10	»
Vin de Séguin. . . . . 6 et	12	»
Vin de Zinziber de Willis.	3	»
Compresses, Pois et Taffetas Leperdriel. . .	1	»

NOTA. Tous les Médicaments spéciaux annoncés dans les journaux, autorisés ou en réputation, qui ne figurent pas dans la liste ci-dessus, pourront être procurés deux ou trois heures après que les clients en auront fait la demande, et seront toujours livrés aux mêmes prix que chez les inventeurs.

*Description utile et intéressante, sur les falsfica-
tions de quelques substances alimentaires et
médicamenteuses, et notamment sur les Farines
de lin et de moutarde.*

Il y a quelques années, les Farines de lin et de
moutarde étaient, comme aujourd'hui, fabriquées, en
grande partie, par des industriels qui, bientôt, de-
vinrent si nombreux, que le préjudice qu'ils éprou-
vèrent par la concurrence, leur suggéra la coupable
idée de falsifier, chacun selon ses adroits ; mais bien
tristes moyens, ces deux médicaments si importants
en médecine, et sur l'action desquels les médecins
fondaient trop souvent, de vaines espérances ; non
seulement ces farines, diversement sophistiquées,
ne rendaient pas aux malades les services qu'on
obtient constamment de celles qui sont faites consciencieusement, mais encore elles occasionnaient
fréquemment des accidents tellement graves, que
les autorités compétentes furent obligées d'inter-
venir.

Des échantillons de Farine de lin et de moutarde
furent pris chez plusieurs détaillants; on en prit
également chez les fabricants où l'on recueillit de
curieux et utiles renseignements.

Les professeurs des Ecoles de Médecine et de
Pharmacie, délégués à cet effet, furent tout d'abord
surpris de trouver des Farines de plusieurs numéros,
et par conséquent de plusieurs prix, correspondant
aux différents degrés de pureté de ces marchandises;
ainsi il se fabriquait des Farines n° 1, n° 2, n° 3,
n° 4, comme s'il pouvait exister des maladies et des
symptômes qui, pour être traités, exigeassent toujours les mêmes médicaments, mais d'une qualité
plus ou moins inférieure !... N'était-il pas rare alors,
de constater, dans la pratique de la Médecine, que

des plaies, très simples au début, se transformaient en *ulcères* ou plaies de mauvaise nature, par l'usage continué de mauvaises Farines de lin C'est d'ailleurs, comme je l'ai dit en commençant, ces nombreux accidents qui éveillèrent l'attention de l'autorité.

En examinant attentivement les Farines de lin et de moutarde, on parvint à l'aide de la loupe, du microscope et des réactifs chimiques, à reconnaître que ces produits étaient falsifiés de différentes manières ; pour la Farine de moutarde, qui devrait toujours être faite avec les semences de moutarde noire (synapis nigra), on constata :

1° Que certaines farines étaient composées de plus ou moins de moutarde noire mélangée de moutarde blanche (synapis alba), qui est beaucoup moins forte que la première espèce ;

2° Que d'autres moutardes étaient mélangées avec les semences de sénevé ou navette (synapis arvenvis), moutarde des champs ou fausse moutarde, graine noire qu'on est dans l'habitude de mêler, en petites quantités, au millet des ois'aux (panicum italicum), et qui n'a pas la propriété rubéfiante de la vraie moutarde ;

3° On en trouva. enfin, qui étaient formées de moutarde blanche et de *son* de moutarde noire, qu'on tire de Besançon. Cette dernière Farine est, de toutes celles qui sont adultérées, la plus inferieure, en ce qu'elle n'a qu'une action pour ainsi dire nulle, tout en ayant cependant une apparence avantageuse ; c'est au point que 500 grammes de ce frauduleux mélange, produiraient difficilement l'effet qu'on obtient toujours avec 120 grammes de Farine de moutarde de première qualité, comme je la fais faire chez moi ; une farine de cette nature, employée en synapismes, bien loin de rétablir la santé des malades, peut compromettre leurs jours, par la perte de temps, en employant un médicament qui ne produit pas assez d'effet et trompe la bonne foi du médecin qui l'a prescrit.

Quant aux Farines de Lin, les falsificateurs avaient beaucoup plus de latitude encore, pour se livrer aisément à leur coupable industrie, en ce que l'action de cette Farine est moins facile à saisir que celle de la Farine de moutarde ; l'examen minutieux, fait au moyen d'instruments et de réactifs nécessaires pour cette investigation, démontra que les Farines de lin falsifiées, livrées au commerce, étaient composés,

1° De graine de lin en petite quantité, et de recoupe (ou son de froment), divisé en parties très fines, et que les nourrisseurs mêlent à l'eau pour la nourriture des bestiaux ;

2° De graines de lin mêlées d'épispermes de pois secs (son ou enveloppes de pois décortiques) ;

3° De graines de lin et d'épispermes de maïs (ou son de blé de Turquie);

4° De graines de lin et de sciure de bois ; les fabricants qui exploitaient ce moyen, afin d'imiter la propriété onctueuse de la farine pure, s'étaient imaginé de faire séjourner le mélange dans de vieux tonneaux qui avaient renfermé de l'huile, et qui en contenaient encore assez pour graisser la sciure ou le son employé pour cette falsification ;

5° De graines de lin et de tourteau de lin (ou semences de lin dont toute l'huile a été extraite au moyen d'une forte pression ;

6° De graines de lin et de pain de pavot. Cette dernière substance n'est autre chose que les semences du pavot (papaver-somniferum), dont l'huile a été retirée par la presse ; c'est cette huile qui est connue et vendue chez les épiciers, sous les noms vulgaires : d'huile blanche, huile d'œillette, employée pour l'usage culinaire, et dont certains marchands peu scrupuleux, se servent pour falsifier l'huile d'olives (1);

7° Enfin, la Farine de lin la plus impure et la plus dangereuse à employer, comme émollient, se composait : d'une très petite quantité de graines de lin, de son et de sciure de bois ; laquelle sciure avait servi pour la filtration et l'épuration des résidus d'huiles à bruler, qu'on recueille des pieds de lampes et d'autres appareils servant à l'éclairage ; ces résidus étaient clarifiés au moyen de l'acide sulfurique (huile de vitriol), qui, en détruisant les matières organiques de l'huile impure, la rend de nouveau, propre à l'éclairage ; il faut dire que l'huile, ainsi purifiée, ne vaut jamais celle qui est obtenue directement des semences oléagineuses, par la raison que l huile provenant des effondrilles contient toujours un peu d'acide qui charbonne les mêches, et produit plus ou moins de fumée pendant sa combustion.

Revenons à la dernière composition de Farine de lin J'ai dit qu'elle était formée : de peu de graines de lin, de son et de sciure de bois ; cette dernière substance est imprégnée de toutes les impuretés d'huiles rances, qui ont séjourné, plus ou moins de temps, en contact avec des corps métalliques, et contient en dissolution : du cuivre, du zinc, du plomb, composant les appareils établis pour l'éclairage.

On ne sera donc pas étonné si, par l'usage de cataplasmes faits avec une farine fabriquée de cette

---

(1) Le pain ou tourteau de pavots est expédié de la Lorraine en grosses galettes (ce qui leur a fait donner le nom de pain).

La farine ou plutôt la poudre de marc de semences de pavots, est employée journellement pour nourrir les oiseaux, qui ne s'en trouvent pas toujours bien, car ils meurent infailliblement lorsqu'ils mangent cette subsistance trop vieille; à cet état elle est rance, moisie et contient de nombreux insectes.

manière, les maladies, au lieu de s'amender, s'aggra-
vaient de plus en plus

C'est la découverte de tant d'abus et les graves
conséquences qui en résultèrent, qui déterminèrent
les hommes compétents à faire rendre une ordonnance qui défendait expressément à tous les fabricants, sous peine d'amende et de prison, de faire
plusieurs numéros ou qualités de Farine de lin et de
moutarde. Dès la publication de cette nouvelle me-
sure, beaucoup de personnes furent très surprises de
voir, tout-à-coup, certains marchands qui tiennent
clandestinement des substances médicamenteuses,
qu'ils achètent toutes préparées, vendre les Farines
en question le même prix que les Pharmaciens qui
tenaient à délivrer au public ces produits de première qualité, soit qu'ils les eussent fait faire chez
eux ou achetés de premier choix.

Depuis l'ordonnance de police, il ne se fabriquait
plus que des Farines de lin et de moutarde assez
bonnes ; les industriels n'avaient plus d'autres ressources que le tourteau de semences de lin, qui est
toujours bien une fraude, puisque cette substance
ne contient pas la quantité d'huile qui donne aux
cataplasmes la propriété adoucissante pour laquelle
on les emploie ; cependant, je dois dire que le germe
épidémique de la sophistication est si profondément
invétéré chez les falsificateurs de tous genres, qu'ils
sont constamment à la piste des circonstances qui
peuvent favoriser leur cupidité et leur intérêt sordide,
et n'ont pas manqué de mettre à profit, les préoccu-
pations inévitables de l'autorité. causées par les évé-
nements politiques de février, en se livrant, comme
par le passé, à leur lucrative et blâmable industrie.
Pour citer des exemples à l'appui de cette assertion,
je dirai qu'ayant eu dernièrement, l'occasion d'exa-
miner de la Farine de lin provenant d'une grande

fabrique, je la trouvai falsifiée par des lentilles; il est probable que les lentilles, employées pour ce nouveau genre de falsification, ne sont que le rebut des triages de ces graines ou de vieilles lentilles impropres pour l'usage culinaire (1). Ce raffinement est peut-être le plus ingénieux que puissent imaginer les frauduleurs; car lorsque les lentilles ont été broyées sous la meule, la poudre obtenue simule assez bien, par son épisperme (écorce) et son amande, les caractères physiques que présentent les semences de lin écrasées.

Quant aux Farines de moutarde, quelle que soit l'étendue des connaissances en matière médicale des Pharmaciens, ils ne peuvent être certains d'en avoir de véritablement pures et de premier choix, qu'en se procurant la graine entière, pour la faire piler chez eux; il est vrai que la moutarde d'Alsace, première qualité (la seule espèce que j'emploie), revient plus chère, *entière*, que la farine toute faite du commerce; mais au moins, on a la certitude et la satisfaction de livrer un médicament, toujours aussi récent qu'on le désire, et qui ne manque jamais son effet.

C'est après avoir réfléchi sérieusement sur ces nombreux abus, et compétent pour constater leurs funestes résultats, que j'ai pris l'habitude de ne délivrer au public d'autres farines que celles que je fais faire ostensiblement dans mon officine; il y a de plus, un très grand avantage pour le client, puisque je ne vends ma Farine de moutarde que 80 c. le 1[2 kilogramme (comme celles des herboristes et des épiciers), et que je puis affirmer que 1[4 (125 grammes) de la mienne, bien employée, produira autant, pour ne pas dire plus d'effet, que 500 grammes de la farine du commerce.

(1) A propos de cuisine, puisque je parle de falsifications, je citerai quelques condiments qui ne présentent pas aujourd'hui

Règles à observer pour préparer rationnellement, uti-
lement et avec la plus grande économie possible, les
Bains de pieds et les Synapismes à la Farine de
moutarde.

Pour qu'un Bain de pieds et un Synapisme produisent le maximun d'action désirable, il faut
préalablement délayer la Farine de moutarde avec un
peu d'eau froide, avant d'y ajouter l'eau chaude.

Il ne faut jamais faire bouillir l'eau qu'on doit verser
sur la Farine de moutarde, les expériences chimiques
de cette substance ayant démontré que l'influence de
l'eau bouillante ou trop chaude, empêche la produc-
tion de l'huile essentielle (seul principe auquel la
moutarde noire doit son action irritante, sur l'épiderme). La température qu'il convient de donner à
l'eau, est celle qui permet à la main d'y rester

---

tout le degré de pureté désirable; ainsi, le sel blanc ou raffiné,
se trouve en ce moment, falsifié par les marchands en gros, de
la même manière qu'en 1840, époque à laquelle les professeurs
des Ecoles de Médecine et de Pharmacie firent de nombreuses
saisies de sel contenant du sel de Varecs, qui, par son usage
fréquent, finit par déterminer, sur la membrane muqueuse ou
interne de l'estomac, une inflammation plus ou moins vive,
qu'on désigne sous le nom de gastrite.

Plusieurs condamnations en police correctionnelle, de quelques marchands en gros, ainsi que d'un assez grand nombre de
détaillants, améliorèrent, heureusement pour les consommateurs,
la qualité de ce produit si utile. A cette époque, il était si rare
de trouver du sel blanc pur, que les personnes qui avaient con·
naissance de ces choses, substituèrent au sel blanc, sur leur table,
le sel gris égrugé, qui n'offre pas aux falsificateurs les mêmes
ressources que le premier sel.

Malgré les saisies faites, à plusieurs époques, de Vinaigres
factices, faits avec les acides pyroligneux, sulfurique et chlorhy·
drique, il s'en fabrique toujours.

Espérons, et c'est bien à désirer, que l'autorité, quelle qu'elle
soit, interviendra plus que jamais, et prendra des mesures efficaces pour détruire des fraudes si préjudiciables à la santé publique.

quelques instants, ou 50 à 60 degrés. Quant aux synapismes, pour peu qu'on soit pressé, mieux vaudrait se servir d'eau froide que d'employer de l'eau bouillante.

L'ancienne et vicieuse habitude, conservée et pratiquée encore aujourd hui, par un grand nombre de personnes, est très nuisible; habitude qui consiste à ajouter à la Farine de moutarde, dans l'intention d'augmenter sa force, soit du vinaigre, du sel, de la cendre ou de la potasse, etc. Toutes ces substances, loin de donner plus d'énergie au médicament, ont au contraire, comme l'eau bouillante et les acides, le grave inconvénient de mettre obstacle au développement de son principe actif.

SANGSUES.

Moyen le plus sûr et le plus prompt à employer dans l'application des Sangsues.

Lorsqu'on veut appliquer des sangsues sur une region du corps quelconque, il suffit, dans la majorité des cas, de bien laver la place avec de l'eau tiède, de l'essuyer à sec et d'y appliquer immédiatement les sangsues; mais lorsque des emplâtres, des compresses ou des cataplasmes ont occupé cette place, il faut, de toute nécessité, employer de l'eau de savon un peu chaude, en place d'eau tiède, pour débarrasser l'épiderme de toutes les matières étrangères susceptibles de nuire aux sangsues; ensuite on essuie avec un linge le plus à sec possible.

Cette première opération faite, on creuse la moitié d'une pomme de reinette, on place dans la cavité, les sangsues que l'on applique de la même manière que si l'on se servait d'un verre.

En s'y prenant comme je viens de l'indiquer, il faudrait pour qu'on ne reussît pas, que les sangsues fussent de mauvaise qualité ou que dans le moment, le malade eût une fièvre qui couvrît la peau d'une transpiration âcre ou acide ; ou bien encore, que le sang du malade présentât une telle altération, que les sang-ues, après avoir incisé la peau et tiré quelques gouttes de sang, tombassent mortes comme empoisonnées ; ou enfin que la peau fût trop froide ; c'est pour cette dernière raison, qu'après avoir lavé la place, qu'il est toujours nécessaire et avantageux de l'essuyer, et même de la frictionner à sec autant de temps qu'il en faut, pour déterminer assez de chaleur. Dans le cas où les sangsues devraient être posées autour d'une plaie très douloureuse on comprend l'impossibilité qu'il y aurait de frictionner de la même manière.

Il faut surtout, bien se garder de suivre le conseil et l'exemple des personnes qui perdent beaucoup trop de temps à laver avec du lait ou du sucre, l'endroit où doivent prendre les sangsues ; car le sang étant la nourriture exclusive de ces animaux, toute autre substance alimentaire ne peut que les tuer ou les rendre malades

Comme tous les ans, à une certaine époque, il arrive un moment où l'on ne peut plus se procurer de pommes, on pourra, dans cette circonstance, poser les sangsues avec un linge très propre.

SANSUES MÉCANIQUES.

Depuis longtemps, et à plusieurs reprises, on a cherché le moyen de remplacer les sangsues par un appareil qui présentât tous les avantages de ces annélides, sans en avoir les inconvénients ; il y a quelques années, on construisit un instrument sous le nom de Bdellomètre, qui

n'eut pas de succès à cause de plusieurs diffi-
cultés qu'il présentait; ses lames immobiles et
trop rapprochées ne permettaient pas d'établir
une distance variable entre chaque piqûre, et
lorsqu'on lâchait le ressort, toutes les lames
perçaient simultanément la peau, ce qui pro-
duisait une douleur assez vive; d'un autre côté,
l'impossibilité de nettoyer convenablement
l'appareil après l'avoir appliqué, déterminait
assez fréquemment l'inflammation des nouvelles piqûres qu'on avait à faire dans des circonstances semblables. Ces dangers forcèrent
bientôt de renoncer à son emploi, bien que
les sangsues devinssent, de plus en plus rares
et d'un prix beaucoup trop élevé pour la majorité des malades.

Pénétré de ces idées, témoin de tant d'inconvénients, M. Alexandre a eu l'heureuse
inspiration d'inventer les sangsues mécaniques,
qui remplacent, avec de très grands avantages,
les sangsues naturelles.

Ces nouvelles sangsues, utiles dans toutes les
circonstances où les émissions sanguines sont
indiquées, peuvent être appliquées, avec une
extrème facilité, sur toutes les parties du corps.

En fonctionnant elles ne produisent aucune
douleur et ne font pas éprouver cette sensa-
tion, si redoutée des enfants et des personnes
nerveuses, résultant de la succion intermittente
et saccadée des sangsues naturelles.

Elles fournissent la quantité de sang qu'on
doit retirer, et ne font à la peau qu'une petite

ouverture triangulaire, qui se ferme d'elle-même sans laisser de trace ou cicatrice.

Faciles à nettoyer, les sangsues mécaniques peuvent être appliquées autant de fois que le besoin l'exige, soit sur la même partie, soit sur des régions différentes.

On peut obtenir une grande quantité de sang sans faire un grand nombre de piqûres; cinq à six incisions donnent le même résultat que 25 ou 30 sangsues naturelles.

Etant inaltérables, elles peuvent servir pendant plusieurs années (1).

Avec les sangsues mécaniques, on n'a plus à craindre la mauvaise qualité ni les différentes causes qui empêchent les sangsues naturelles de mordre et de s'emplir; si l'on ajoute à ces avantages l'absence de douleur, de dégoût et de répugnance, l'économie de temps et d'argent, on sera convaincu que M. Alexandre a fait une découverte ingénieuse, utile et philanthropique.

---

(1) L'administration des hôpitaux voulant connaître tous les avantages que présentent les sangsues mécaniques sur les sangsues naturelles, a nommé des commissions qui ont fait de nombreuses expériences à ce sujet, et qui ont répondu aux désirs des expérimenteurs. Ces commissions ont ensuite nommé pour rapporteurs : MM. Blaudin et Martin-Solon, et il est résulté des rapports de ces messieurs, que l'appareil de M. Alexandre fonctionne avec une supériorité incontestable.

L'académie nationale de Médecine est saisie en ce moment de cette affaire. Le ministre de la Marine a déjà ordonné l'envoi de cet appareil dans les ports de Cherbourg, Brest, Rochefort et Toulon. Il arrivera un moment, qui n'est pas éloigné, où chaque famille voudra avoir en sa possession, cet admirable et utile appareil.

TABLE DES MATIÈRES.

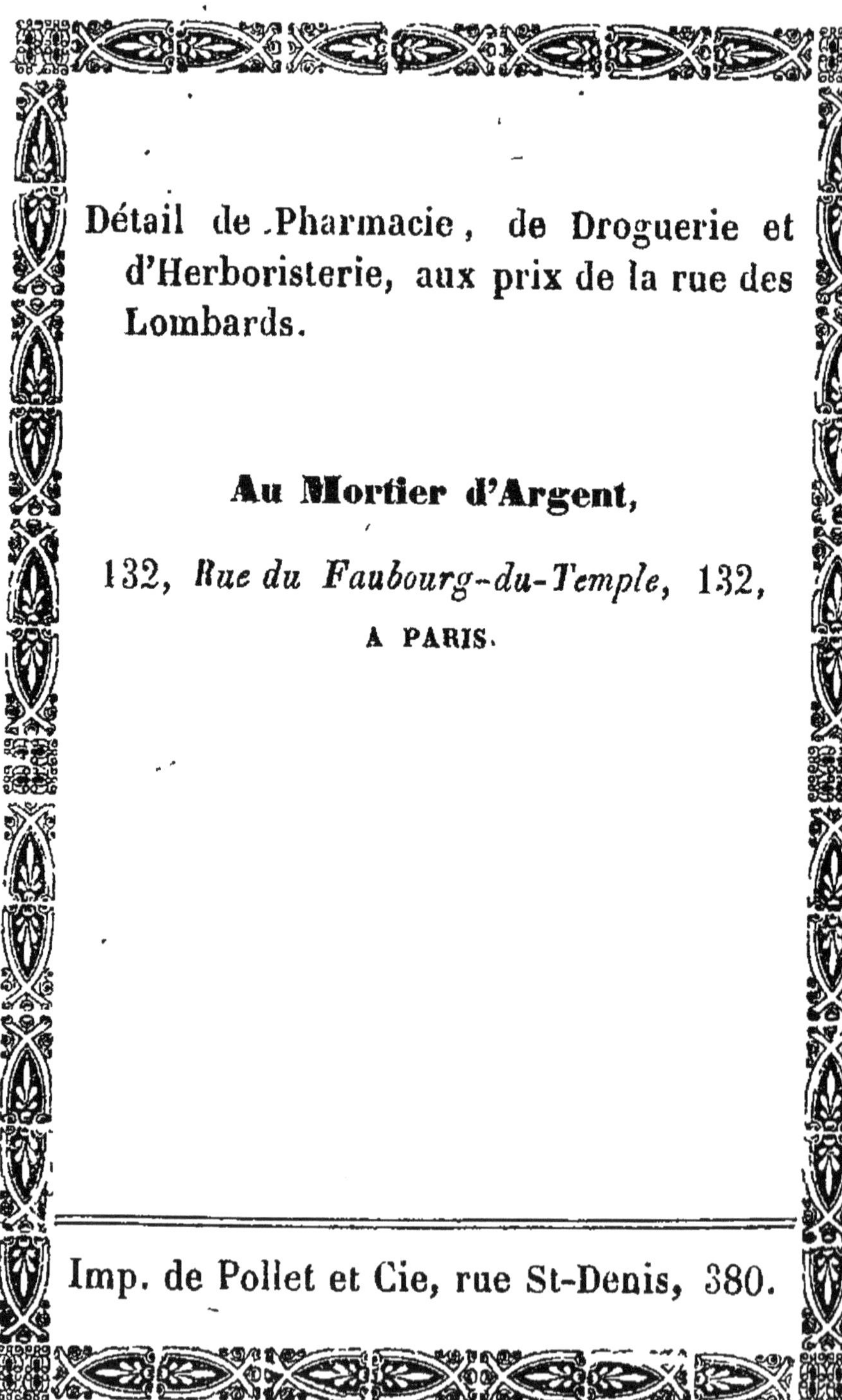

Détail de Pharmacie, de Droguerie et d'Herboristerie, aux prix de la rue des Lombards.

Au Mortier d'Argent,

132, Rue du Faubourg-du-Temple, 132,

A PARIS.

Imp. de Pollet et Cie, rue St-Denis, 380.

9 782019 270131